AF585762

Publications de la Station zoologique de WIMEREUX-AMBLETEUSE
SOUS LA DIRECTION DE
Alfred GIARD,
PROFESSEUR A LA SORBONNE.

I.

BULLETIN SCIENTIFIQUE
DE LA FRANCE ET DE LA BELGIQUE.

VINGT-CINQUIÈME ANNÉE (1893).

Le *Bulletin scientifique* paraît par livraisons datées du jour de leur publication. Chaque volume grand in-8°, contient 500 pages environ et de 15 à 30 planches hors texte.

Sans négliger aucune des parties des sciences biologiques, la direction s'attache surtout à publier des travaux ayant trait à l'Evolution (ontogénie et phylogénie) des êtres vivants. Les recherches relatives à l'éthologie et à la distribution géographique dans leurs rapports avec la théorie de la Descendance occupent aussi une large place dans le *Bulletin*.

Enfin, ce recueil peut être considéré comme le Journal de la Station maritime de *Wimereux-Ambleteuse* (Pas-de-Calais), fondée et dirigée depuis 1873 par le Professeur A. GIARD.

Les tomes I, II, III, IV, VIII, X et XI sont épuisés. Quelques exemplaires des tomes V, VI, VII et IX sont encore en vente au prix de 25 fr. le volume; les tomes XII à XVI au prix de 10 fr.; et à partir du tome XVII au prix de 40 fr. le volume.

Le tirage étant limité, ces prix seront rapidement augmentés.

PRIX DE L'ABONNEMENT A UN VOLUME :

Pour Paris.. **30** fr.
Pour les Départements et l'Étranger........... **32** »

L'abonnement est payable après la livraison de chaque volume, et sera continué, sauf avis contraire et par écrit.

Adresser tout ce qui concerne la Redaction et l'Administration à

MM. ALFRED GIARD, 14, rue Stanislas, } Paris.
JULES BONNIER, 75, rue Madame, }

…X DE LA STATION ZOOLOGIQUE DE WIMEREUX-AMBLETEUSE

JULES BONNIER

NOTES

SUR

LES ANNÉLIDES DU BOULONNAIS

I.

L'*OPHRYOTROCHA PUERILIS* (CLAPARÈDE ET METSCHNIKOFF) ET SON APPAREIL MAXILLAIRE.

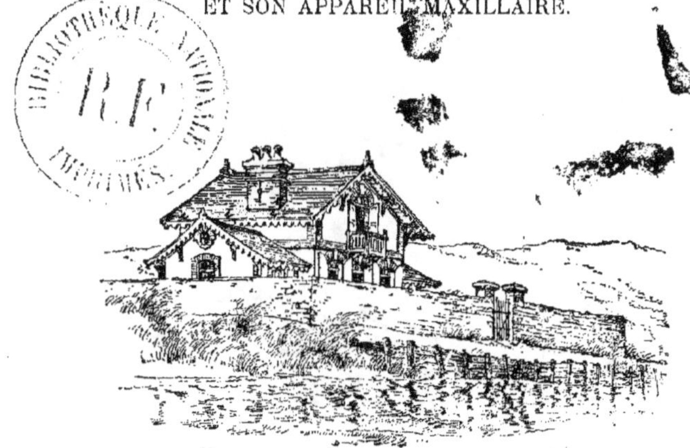

PARIS,
Georges CARRÉ,
Rue Racine, 3;
et
Paul KLINCKSIECK,
Rue des Écoles, 52.

LONDRES,
DULAU & C°.
Soho-Square, 37.

BERLIN,
FRIEDLÄNDER & SOHN
N.-W., Carlstrasse, 11.

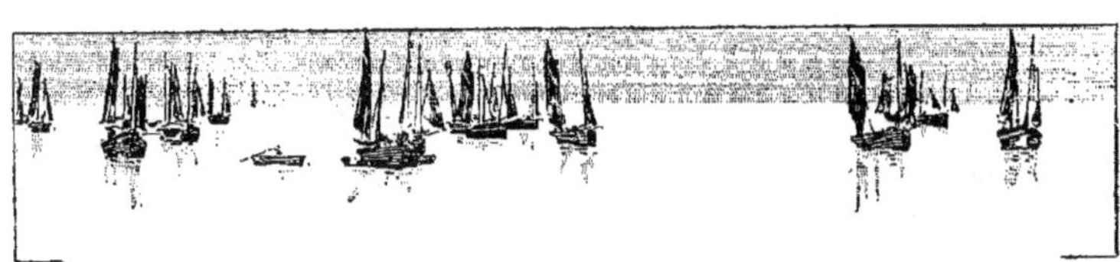

NOTES SUR LES ANNÉLIDES DU BOULONNAIS

PAR

JULES BONNIER.

I. — L'*OPHRYOTROCHA PUERILIS* (CLAPARÈDE ET METSCHNIKOFF) ET SON APPAREIL MAXILLAIRE.

« D'une part, on rencontre [chez les Euniciens], des mâchoires assez différentes dans un même genre ; d'autre part, des mâchoires identiques paraissent fréquentes dans des genres différents. C'est là un curieux point de systématique qui devra attirer l'attention des zoologistes ».

CLAPARÈDE, *Annélides de Naples*, III, p. 388.

Planches I-IV.

L'Annélide qui fait l'objet de cette note, est un des plus petits représentants de la famille des Euniciens ; sa présence sur les côtes du Boulonnais a déjà été signalée par le Professeur GIARD dans ses notes fauniques sur le Pas-de-Calais (1), et il est facile de s'en procurer quelques exemplaires en examinant la multitude des petits êtres qui habitent, à la zone des Laminaires, dans les roches artificielles formées par les Hermelles (*Sabellaria alveolata* L.), roches qui

(1) A. GIARD, Le Laboratoire de Wimereux en 1889, *Bul. Scientif.*, T. XXII, p. 77, 1890.

donnent un aspect si caractéristique, à marée basse, à certains points des côtes du détroit. Quand on examine, après quelques heures de séjour dans un aquarium, ces blocs formés de tubes enchevêtrés, on voit grouiller vers la surface de l'eau, surtout du côté de la lumière, une quantité innombrable de petites Annélides, de Némertes, de Turbellariés, de petits Crustacés et de larves de toute espèce, parmi lesquels il n'est pas rare de voir nager rapidement un ver minuscule, mesurant à peine quelques millimètres et rendu bien visible par sa teinte d'un blanc pur sur laquelle tranche vivement, à la partie antérieure, une tache d'un noir intense. On le voit se livrer à une chasse active des êtres, presque aussi gros que lui, qui l'entourent, principalement des Copépodes, de ces *Thalestris* fortement pigmentés en brun (*T. longimana* CLAUS, *T. Clausi* NORMAN, *T. rufocincta* NORMAN) qui sont si fréquents dans ces mêmes parages. L'un d'eux passe-t-il à portée, on voit la tache noire de la tête de l'Annélide se déplacer, se projeter en avant d'un mouvement brusque et, à la loupe, on distingue facilement deux formidables mâchoires qui happent le crustacé. Ce ver si petit et si féroce est l'Annélide que CLAPARÈDE et METSCHNIKOFF, qui le virent pour la première fois à Naples en 1869, ont appelé *Ophryotrocha puerilis*.

A la fin de septembre dernier vint s'échouer, sur la plage de Wimereux, un bateau de pêche qui avait séjourné longtemps dans le bassin à flot du port de Boulogne et dont la coque s'était littéralement recouverte d'une couche épaisse de *Ciona intestinalis* et de bouquets touffus de *Bugula*, comme c'est d'ailleurs le sort de toutes les parties immergées des pontons, des bouées, des corps-morts, etc., qui sont à demeure dans ce bassin. De ces Ascidies et de ces Bryozoaires, placés dans un aquarium au laboratoire, sortit une quantité considérable d'*Ophryotrocha* d'âge varié, depuis des larves qui ne comptaient que quatre segments sétigères jusqu'à des adultes ovigères qui en comptaient vingt-cinq. L'examen de ces diverses formes m'a permis de rectifier et de compléter la description de ce curieux type que plusieurs naturalistes ont désigné sous des noms divers et d'observer quelques faits intéressants touchant le développement de l'appareil maxillaire, si complexe et encore si mal connu, qui a pourtant servi à caractériser les divers groupes de la famille des Euniciens.

Après avoir décrit l'animal adulte, j'étudierai l'appareil maxillaire aux différents âges pour montrer la série de ses transformations et son mode de renouvellement ; puis je passerai en revue les diverses descriptions des auteurs qui se rapportent à ce type de façon à établir sa synonymie et son aire de dispersion.

La description que je donne ci-dessous ne concerne que la femelle adulte, car, malgré le nombre considérable d'exemplaires qui me sont passés sous les yeux, je n'ai pas été plus heureux que mes prédécesseurs et je n'ai pas trouvé un seul mâle.

Les individus les plus grands que j'ai pu me procurer comptaient 25 à 28 segments sétigères et mesuraient au plus 8 millimètres : c'étaient de petits vers d'un blanc transparent où se détachait en noir l'appareil maxillaire à la partie antérieure du corps et, sur la ligne médiane, l'intestin de couleur jaune pâle. Les deux extrémités du corps sont légèrement atténuées ; à la partie antérieure, le prostomium (Pl. I, fig. 2) est arrondi et couvert de longs poils tactiles que l'on retrouve aussi çà et là sur le reste du corps, mais beaucoup plus rares ; cette partie céphalique porte quatre petites antennes (*an*), légèrement rétractiles, ce qui les font paraître tantôt assez minces et allongées, tantôt courtes et affectant presque la forme d'un bouton ; ces antennes, qui sont placées par paires sur les parties latérales de la tête, à la face ventrale et à la face dorsale, sont garnies des mêmes poils tactiles qui recouvrent l'extrémité de la tête. Antérieurement à l'insertion de ces organes se trouve la première de ces couronnes ciliées qui ont frappé tous ceux qui ont étudié cet Eunicien qui, par ce caractère larvaire persistant chez l'adulte, a mérité le nom spécifique que lui a donné CLAPARÈDE. Sous les antennes, mais seulement chez l'adulte, se trouve la deuxième couronne ciliaire ; derrière celle-ci, la face dorsale se renfle en une sorte de bourrelet, saillant sur les parties latérales, et qui porte quatre papilles tactiles couvertes de cils vibratils (*f*). C'est de chaque côté de ce bourrelet que sont situés les yeux (*œ*) qui sont formés d'un cristallin entouré à sa partie postérieure par une tache pigmentaire d'un violet foncé. Quand on observe l'animal légèrement comprimé par le couvre-objet, le bourrelet dorsal s'aplatit et recouvre les yeux qui paraissent, comme l'a remarqué VIGUIER, enfouis dans le premier anneau postcéphalique. La bouche (*b*), située à la partie ventrale, est placée entre le premier segment de l'archipodium et la tête. La région archipodiale est complètement apode : elle est formée de deux segments qui s'élargissent progressivement et qui ne présentent de remarquable que leur couronne de cils ininterrompue et située sur la partie médiane. C'est au niveau de cette région que se voit par transparence le formidable appareil maxillaire dont les parties chitineuses foncées sont comme entourées d'une auréole claire constituée par la masse musculaire du pharynx.

Avec le troisième segment apparaissent les parapodes qui sont tous semblables et ne diffèrent que par le nombre des soies qui est un peu moindre aux derniers segments du corps, les derniers formés. Ces parapodes (fig. 5) sont à peu près cylindriques, obtus, et portent à leur extrémité distale un cirre dorsal (*cd*) et un cirre ventral (*cv*) très peu visibles et presque rudimentaires. L'ensemble est maintenu par un robuste acicule (*ac*) mû par des muscles puissants et qui divise les soies en deux faisceaux : les unes, les soies dorsales (fig. 6, *d*) sont simples et légèrement aplaties à leur extrémité qui n'est pas très aigüe : elles sont au nombre de quatre au maximum ; les autres, ventrales (*v*), sont à peu près au même nombre mais elles sont composées : la partie basilaire est fendue à son extrémité qui est évasée et forme ainsi une rainure où vient s'articuler la partie distale qui est allongée et légèrement recourbée ; son bord, examiné à un fort grossissement, ne montre aucune dentelure. Sous ces soies ventrales composées, au-dessus du cirre ventral se trouve constamment une soie simple, légèrement ondulée et terminée en pointe effilée. Ces parapodes portent en plus quelques soies tactiles. Immédiatement derrière ces appendices se trouve, sur chaque segment du corps, la couronne ciliaire, dont les cils très fins sont difficiles à apercevoir quand, l'animal mort, ils ne sont plus animés de leur mouvement vibratil. C'est ce qui explique que plusieurs auteurs l'ont décrit comme interrompu sur certains points.

La partie caudale (fig. 3) porte une couronne de cils nettement marquée, puis se termine par une extrémité arrondie qui présente en son milieu, sur la partie dorsale, l'anus (*a*) bordé de cils vibratils. Elle porte deux cirres anaux, plus ou moins allongés suivant l'âge, et qui sont garnis de quelques longs poils raides. Au milieu, à la partie ventrale, est inséré un appendice médian, une languette bordée de cils vibratils qui, souvent appliquée à la face ventrale, a échappé à plusieurs auteurs : elle est encore parfaitement développée chez l'adulte.

La figure 4 (Pl. I), qui représente une coupe à moitié schématique pratiquée à la partie médiane de l'animal et suivant son grand axe, montre clairement la disposition topographique de la partie antérieure du tube digestif. Immédiatement derrière la bouche (*b*) qui s'ouvre à la face ventrale au niveau de l'union du segment céphalique et du premier archipodial, s'ouvre une poche musculaire à contours très nets qui contient l'appareil maxillaire et qui, grâce à sa réfringence particulière et à son reflet nacré, dessine autour de cet appareil chitineux une aire plus claire, de forme régulièrement ovalaire, qui est visible au premier examen : c'est le pharynx qui s'étend jusqu'au premier segment sétigère. Nous reviendrons sur la structure de cet organe quand nous décrirons plus particulièrement les mâchoires. L'œsophage (*œ*), après avoir formé antérieurement un petit cul-de-sac qui s'avance dans le segment céphalique, se recourbe au-dessus (fig. 2 et fig. 4) de la poche pharyngienne et présente toute sa surface interne garnie de rangées plus ou moins parallèles de cils vibratils qui s'agitent sur le vivant d'avant en arrière, de façon à pousser vers l'intestin les particules alimentaires, broyées préalablement par le jeu des puissantes mâchoires. Cet œsophage, qui a la même longueur que la poche pharyngienne, débouche par un étroit pertuis qui s'avance dans la large cavité intestinale (*i*). Cette partie du tube digestif qui s'étend jusqu'à l'avant-dernier segment sétigère (Pl. I, fig. 1) est formé d'un épithélium glandulaire constitué par de longues cellules non ciliées (Pl. IV, fig. 23 à 27) et légèrement colorées en jaune clair. Il se termine par un étranglement qui s'ouvre sur le rectum (Pl. I, fig. 1 et 3, *r*) ; celui-ci est revêtu d'une épaisse couche musculaire dont on voit les saillies former des bourrelets à la surface interne et dont les fortes contractions vermiculaires ont pour but l'expulsion des matières fécales qui sortent par l'anus (*a*) situé à la face dorsale et garni de cils vibratils.

L'ovaire parvient à maturité quand l'animal est formé d'au moins une vingtaine d'anneaux sétigères, et on voit par transparence les follicules ovariens remplir de chaque côté de l'intestin toute la cavité générale. Ces œufs, un peu avant la ponte, présentent d'intéressants phénomènes qui ont attiré l'attention de CLAPARÈDE et METSCHNIKOFF qui les ont comparés à ceux qui se passent chez les *Enchytrœus*

(*Zeits, f. w. Zool.*, T. XIX, p. 186), et du professeur GIARD qui les rapproche de l'ovogenèse des Rhizocéphales. Comme chez ces derniers, en effet, on constate l'existence de cellules ovariennes accolées deux à deux et de grosseur équivalente, mais dont l'une, plus claire et à tache germinative moins nette, semble diminuer de taille ultérieurement. Comme chez *Sacculina* et *Peltogaster*, une cellule du cul-de-sac ovarien, qui est destinée à devenir l'ovocyte, et que nous appellerons, avec le professeur GIARD, *métrocyte primordiale*, se divise en deux par un processus karyokinétique et l'on a deux sphères accolées qui restent d'abord égales, puis dont l'une se développe plus que l'autre tellement qu'au moment de la fécondation la deuxième devient à peine visible, perd son noyau, et constitue alors ce que GERBE et BALBIANI ont appelé la cellule polaire (qu'il ne faut pas confondre avec les globules polaires qui naîtront de la métrocyte de second ordre).

Sauf en ce qui concerne l'appareil maxillaire dont nous allons décrire les transformations, les larves les plus jeunes que nous ayons observées ne diffèrent de l'adulte que par quelques caractères peu importants. Quand l'*Ophryotrocha* ne compte que quatre ou cinq segments sétigères (Pl. I, fig. 1), elle a déjà tout à fait l'apparence d'un adulte, sauf le nombre des anneaux, la réduction des antennes et des cirres anaux et le nombre plus restreint des soies qui arment les parapodes.

Nous avons vu que, immédiatement derrière la bouche, à la face ventrale de l'œsophage, et entièrement situé sous celui-ci, s'ouvrait un sac musculaire, de forme régulièrement ovoïde, qui formait le pharynx garni de ces mâchoires qui donnent un aspect si caractéristique à notre Annélide. Les muscles puissants qui le constituent sont disposés en deux masses principales, l'une dorsale, l'autre ventrale, qui ménagent entre elles une cavité terminée en cul-de-sac aux deux tiers antérieurs de la longueur totale de l'organe. Cette cavité antérieurement s'ouvre librement sur l'œsophage qui en forme le fond vers la partie céphalique et communique ainsi à plein canal avec l'ouverture buccale du côté ventral et avec l'œsophage proprement dit du côté dorsal. Elle présente ensuite une lumière à peu près circulaire qui ne tarde pas à s'aplatir horizontalement de façon à avoir pour plancher la masse musculaire ventrale et pour plafond la masse dorsale : les murs latéraux n'étant formés que par de minces fibres musculaires réunissant ces deux masses. Toute la surface interne de la cavité pharyngienne est recouverte d'une faible couche de chitine qui s'épaissit d'une façon tout à fait extraordinaire d'une part sur le plancher et d'autre part sur le plafond auxquels nous venons de faire allusion, et de telle sorte que ces saillies épaisses forment deux séries d'aspérités placées l'une au-dessus de l'autre, capables, par le jeu des muscles sous-jacents, de frotter l'une contre l'autre et, par conséquent, de broyer tout ce qui se trouvera entre elles. C'est à ce simple schéma que se réduit l'appareil maxillaire si compliqué des Euniciens. Nous donnerons le nom de *mâchoire inférieure* à l'ensemble des pièces chitineuses situé sur la face interne et ventrale de la cavité pharyngienne et de *mâchoire supérieure* à celui qui se trouve à la face interne et dorsale. Ces deux parties sont toujours très distinctes ; si certains auteurs ont distingué des *mâchoires latérales*, c'est que, dans plusieurs genres, quelques parties (le plus souvent les extrémités distales de la mâchoire supérieure), sont rejetées à droite et à gauche par le développement anormal des parties proximales ou basales de cette même mâchoire. Ces deux mâchoires, actionnées chacune par une des deux masses musculaires dont nous venons de parler, jouissent vis-à-vis l'une de l'autre d'une grande indépendance. Quand on examine l'Annélide bien vivante, on voit tantôt la mâchoire inférieure se porter en avant et dépasser la supérieure, tantôt c'est celle-ci qui se projette jusqu'au dehors par l'ouverture buccale et tantôt exécute des mouvements de latéralité qui montre l'ensemble de la mâchoire supérieure à gauche où à droite de la mâchoire inférieure entière. C'est ce qui arrive notamment quand on comprime l'*Ophryotrocha* sous un couvre-objet : les deux masses musculaires, trop résistantes pour être aplaties, glissent, en vertu de leur convexité extérieure et de la minceur des fibres musculaires latérales, l'une sur l'autre, et l'on voit d'un côté la mâchoire supérieure très écartée de la mâchoire inférieure avec laquelle elle ne semble plus pouvoir jouer un rôle commun. Cet aspect bizarre a été maintes fois reproduit par des auteurs trop consciencieux et ne contribue pas peu à rendre si difficile l'interprétation de leurs dessins.

Dans les individus les plus jeunes que j'ai pu observer, c'est-à-dire ceux qui ne comptaient que *quatre* et *cinq* segments sétigères, on trouve déjà l'appareil maxillaire très développé et avec une structure très compliquée. Il est représenté Pl. II, fig. 8, dans son ensemble et vu par la face dorsale. La mâchoire supérieure peut être considérée comme une pièce unique qui se sépare en deux branches qui divergent comme la lettre Y ou plutôt comme les deux branches latérales d'un V qui se soudent à leur partie inférieure. Cette partie inférieure constitue une sorte de manubrium (*m*), de manche commun aux deux branches latérales de la mâchoire et se présente comme formée d'une lame de chitine assez épaisse, filiforme quand on la regarde par la face dorsale de l'animal et ne montrant sa forme réelle que quand, comme dans notre dessin, on la voit légèrement inclinée d'un côté. Les deux branches latérales sont semblables l'une à l'autre et il suffira d'en décrire une seule : tout au plus y a-t-il quelques légères différences dans les denticules qui surmontent la crête interne de chacune des dents latérales de façon à ce qu'une aspérité de l'une fasse face à une anfractuosité de la dent correspondante de l'autre côté ; mais ces différences n'atteignent pas, dans l'*Ophryotrocha*, l'importance de celles signalées dans d'autres genres par Ehlers et Claparède. A une certaine distance du point où les deux lames divergent, leur bord supérieur s'épaissit fortement et se divise d'abord de façon à former quatre dents semblables diminuant de dimensions de la première, qui est la plus considérable, à la quatrième qui est la plus réduite. Chacune de ces dents a la forme d'une pyramide triangulaire dont le sommet très aigu serait recourbé vers l'axe antéro-postérieur de l'ensemble de la mâchoire : les trois faces latérales de cette pyramide sont creusées chacune d'une rigole qui s'atténue vers le sommet et, tandis que deux des arêtes qui les séparent sont lisses, la troisième, celle qui se trouve tournée vers l'axe central de la mâchoire, est découpée en denticules aiguës de tailles différentes.

Dans l'individu très jeune que nous décrivons, les deux premières dents, en partant du manubrium, présentaient sur cette arête quatre à cinq denticules plus longs, séparés l'un de l'autre par deux autres denticules égaux et plus petits ; à la troisième, il n'y avait qu'un denticule plus petit entre les plus grands ; à la quatrième, tous ces denticules étaient égaux et beaucoup plus petits. Dans la face postérieure creuse de la première dent vient se placer l'arête latérale de la dent qui la suit et ainsi de suite jusqu'à la quatrième, de sorte que, grâce à ces articulations successives, ces dents, quand les deux branches de la mâchoire se rapprochent et quel que soit l'obstacle qui se trouve interposé entre elles, ne peuvent se séparer et sont toujours mises en mouvement de la même façon.

Après cette rangée des quatre premières dents, la lame chitineuse de soutien forme encore quatre dents qui sont situées dans le prolongement, mais un peu en arrière, des premières ; ces dernières dents n'offrent plus l'aspect robuste et déchiqueté des premières : ce sont plutôt des lames dont la plus petite est la proximale et la plus grande celle qui est placée tout à l'extrémité de la lame de soutien. Ces lames sont quadrangulaires et sont légèrement inclinées vers l'axe qui prolongerait le manubrium ; le bord supérieur de ces lames présente une série de fines dentelures égales qui se prolongent sur la face latérale de façon à lui donner un aspect strié et le côté postérieur se recourbe légèrement de façon à couvrir le côté postérieur de la lame qui vient immédiatement avant : grâce à cette disposition, qui toutefois ne présente pas les mêmes garanties de solidité que l'articulation des quatre premières dents, ces quatre dernières sont cependant intimement maintenues l'une à l'autre.

La mâchoire supérieure se présente donc, en résumé, comme un Y dont les branches divergentes seraient armées chacune de huit dents que, pour simplifier, nous numérotons dans nos Planches de I jusqu'à VIII (d^{I}, d^{II}, d^{VIII}) en commençant par la plus proche du manubrium. Cette désignation uniforme et simple, qui ne se préoccupe que de la place des dents sans avoir égard à leur forme plus ou moins différente ou compliquée, nous permettra de nous reconnaître plus aisément dans la suite des transformations qui vont modifier, chez les types plus âgés, cette première forme de la mâchoire supérieure.

La mâchoire inférieure est beaucoup plus simple que la mâchoire supérieure : elle présente (fig. 8, *mi*), la forme d'un Λ formé de deux parties symétriques, dont l'une, la gauche, est représentée à la fig. 7 vue par la face dorsale. C'est une robuste pièce, prolongée à sa partie inférieure en une sorte de manche qui donne insertion aux muscles qui la font manœuvrer ; à sa partie supérieure, elle s'élargit, s'épaissit et se termine par une crête aïgue, présentant en son milieu une échancrure assez prononcée et dont les deux bords sont finement dentelés : on y compte à ce stade de dix-huit à vingt petites dents. Chacune de ces parties latérales de la mâchoire s'appuie contre la partie correspondante, de façon à présenter ensemble, à la partie antérieure, une ligne sinueuse armée de dents aiguës. L'ensemble ne paraît se disjoindre qu'exceptionnellement : évidemment la mâchoire inférieure n'est qu'une sorte d'enclume, de billot à surface irrégulière et hérissée de dents sur lequel est fixée et triturée par les mouvements des branches de la mâchoire supérieure, la proie que l'animal a saisie et avalée. Nous verrons plus loin que les déformations que subit, dans la suite de l'évolution de l'Annélide, la mâchoire inférieure vient confirmer cette hypothèse sur son rôle physiologique.

Quand on examine sur l'animal vivant le fonctionnement de cet appareil maxillaire, on voit que les mâchoires supérieures peuvent sortir par l'ouverture buccale, tandis que l'inférieure ne peut que présenter sa partie distale hérissée de petites dents sur le bord inférieur de la bouche. Une fois la proie saisie par les dents de la mâchoire supérieure, tout l'appareil est violemment retiré en arrière par la contraction des muscles postérieurs du pharynx et, alors commence le dépècement et la trituration de cette proie par les dents de la mâchoire supérieure, dont on voit les branches s'écarter et se rapprocher alternativement de la mâchoire inférieure. Les particules détachées et mâchées sont repoussées en avant et elles sont entraînées dans l'intestin par les cils vibratils de l'œsophage qui sont animés d'un mouvement perpétuel et uniforme d'avant en en arrière. En somme, ce fonctionnement est très simple et rappelle beaucoup celui du mastax de certains Rotifères avec lequel il présente de grandes ressemblances au point de vue physiologique.

Si on examine ensuite un individu plus âgé, comptant par exemple une douzaine de segments sétigères, on voit que l'appareil maxillaire est sensiblement le même : la figure 9 représente ces mâchoires vues au même grossissement que la figure 8, mais se présentant par la partie dorsale ; les changements sont peu considérables : les mâchoires inférieures, qui ici sont au-dessus et se projettent sur le manubrium de la mâchoire supérieure, ont seulement modifié leurs proportions : elles sont plus allongées et la disproportion entre la partie élargie et la base paraît bien moins sensible (comparer avec la figure 7). De même pour la mâchoire supérieure la partie basale est plus mince et plus longue. Seulement, si on examine attentivement plusieurs individus de cet âge, on s'aperçoit que quelques-uns présentent, de chaque côté des mâchoires supérieures et extérieurement, une paire de bandes claires, d'une réfringence particulière qui les fait se détacher sur la masse musculaire, et sur ces lames, régulièrement disposés, une double série d'épaississements dont le bord, tourné vers les mâchoires, présente des saillies légèrement épaissies par une chitine noirâtre qui les fait nettement ressortir sur la zone claire. C'est la seconde mâchoire, destinée à remplacer la première, qui est en train de se former. Comme sur celle-ci, on peut déjà distinguer quatre fortes dents, dont la première (d^1) est plus accentuée que les autres, qui vont en diminuant d'importance ; puis ensuite, un peu en retrait, les quatre dernières dents qui ne se présentent encore que sous la forme de minces lames, à bords très finement dentés et à peine perceptibles ; la première de ces lames (d^5), comme sur la première mâchoire, se trouve située en arrière de l'intervalle qui sépare la troisième et la quatrième dent.

Un individu un peu plus âgé, augmenté de quelques segments sétigères, *quinze* par exemple, comme celui dont la mâchoire est représentée à la figure 10, nous montre l'achèvement de cette seconde mâchoire. L'ensemble de l'appareil est tout à fait singulier. La figure 10 en rend fidèlement l'aspect, tel qu'on le voit en examinant l'animal par la face dorsale ; la mâchoire inférieure, que l'on voit à la partie postérieure, ne présente plus, dès ce stade, les bords denticulés que nous avons signalés : la partie élargie devient irrégulièrement découpée, à bords abrupts : c'est qu'en effet cette mâchoire ne se renouvelle pas comme la supérieure ; elle ne fait que s'accroître, comme nous l'avons vu dans les deux premiers stades, et persiste telle quelle durant toute la vie de l'animal. Aussi, porte-t-elle les traces du rude exercice auquel elle est soumise, et ce n'est qu'à cette cause que sont dues la disparition des dentelures régulières qui l'armaient dans le jeune âge et l'aspect déchiqueté que nous verrons aller s'accentuant dans la suite de l'évolution.

Au-dessus, la mâchoire supérieure est nettement double ; les deux parties se ressemblent absolument: la figure 12 (Pl. III) représente à un plus fort grossissement la branche gauche de la mâchoire de remplacement figurée en place à la figure 10 (Pl. II). Mieux que toute description, cette figure montrera le mode d'articulation des dents entre elles et les différents aspects et formes que prennent celles-ci.

Dans le prolongement du manubrium, entre l'écartement des branches de la première mâchoire, on voit des lames chitineuses qui semblent se décoller de la paroi et qui indiquent le commencement de la mue de l'appareil maxillaire. En effet, celui-ci ne tarde pas à disparaître et nous retrouvons des individus plus âgés ne possédant plus qu'une mâchoire supérieure à très peu de chose près semblable à celle des individus très jeunes.

Mais cette mâchoire de remplacement doit à son tour céder la place à la mâchoire définitive dont sera armé l'adulte. La figure 11 nous montre, en effet, dans un individu de *dix-neuf* segments sétigères, cette mâchoire, restée identique à elle-même, doublée, elle aussi, d'une nouvelle mâchoire, mais celle-ci d'aspect bien différent. L'appareil se présente dans la figure par sa face ventrale ; au-dessus se voit la mâchoire inférieure encore plus détériorée qu'au stade précédent ; elle a alors la forme d'une paire de massues à extrémité irrégulièrement mamelonnée. En dessous on voit, sur le centre de la figure, la mâchoire en fonction avec l'aspect précédemment décrit ; mais de chaque côté apparaît une nouvelle mâchoire qui diffère de la première d'une façon très sensible. De la base du manubrium de la mâchoire centrale naît une paire d'énormes dents coniques à extrémité aiguë (d^1) ; de la base de cette formidable tenaille, et aussi de la base du manubrium, naissent deux lames chitineuses qui divergent et servent d'insertion vers leur extrémité distale à *sept* dents, dont les trois premières seules présentent les forts denticules que nous avons vus, aux stades antérieurs, exister sur les quatre premières dents. Il est donc évident que, dans cette mue, la première dent, celle que nous avons désignée par la lettre d_1, a abandonné sa première forme de dent découpée pour se transformer en la dent régulièrement conique représentée, Fig. 11, en d^1. La fig. 13 (Pl. III) représente, vu à un fort grossissement et au-dessus de l'extrémité distale de la première dent, l'ensemble des autres dents ; la deuxième, la troisième et la quatrième présentent sur leur bord libre des denticules secondaires en nombre de plus en plus grand, tandis que les quatre dernières (d^5 à d^8) sont encore des lames minces à bord pectiné.

L'animal perd alors, dans la suite de son évolution, la mâchoire interne ; sa mâchoire définitive grandit énormément, et il arrive à l'état adulte avec la maturité sexuelle. La figure 14 représente l'appareil maxillaire, vu par la face ventrale, d'un adulte comptant *vingt-trois* segments sétigères ; on se rendra compte de l'énorme accroissement que subit cet appareil en comparant cette figure 14 aux stades précédents (fig. 10 et 11, Pl. II) qui ont été dessinés au même grossissement (240). La mâchoire inférieure a persisté dans sa forme primitive, mais son allongement s'est encore accentué de façon à ce que son extrémité antérieure paraisse à peine plus développée que le reste : c'est un léger renflement avec quelques saillies irrégulières. Les premières dents de la mâchoire supérieure (d^{I}), ébauchées au stade précédent, ont maintenant tout leur développement : elles représentent à peu près à elles seules la mâchoire supérieure, comme on peut s'en rendre compte en examinant la figure 14. Derrière elles, à la face dorsale, les bords chitineux épaissis de la cavité pharyngienne se prolongent jusqu'au-dessus de leurs extrémités aiguës et l'on voit à son extrémité un groupe ramassé de quelques dents et lames se projetant les unes sur les autres. La fig. 15 représente le détail, vu à un fort grossissement, de cette extrémité libre de la mâchoire supérieure. Les trois premières dents qui la composent (d^{II} à d^{IV}) ont encore leur bord nettement denticulé, tandis que les autres (d^{V} à d^{VIII}), surtout les deux dernières, affectent encore leur forme primitive de lames.

Quand on examine le fonctionnement de cette mâchoire définitive, on voit que les dernières dents, devenues par comparaison presque rudimentaires, ne forment plus, à l'extrémité de la mâchoire supérieure, qu'une sorte de pince compliquée en plusieurs pièces qui sert seulement à saisir et maintenir la proie que les deux formidables dents de la première paire viennent transpercer et déchiqueter sur l'enclume constituée par la mâchoire inférieure.

La série de coupes transversales figurées Planche IV et pratiquées à l'extrémité antérieure d'un individu adulte montre bien la disposition dans l'espace des pièces chitineuses du pharynx. Dans la première (fig. 16) la coupe passe, près de l'extrémité céphalique, dans le haut de la cavité buccale : on aperçoit au milieu de cette cavité les deux dernières dents (d^{VIII}) de la mâchoire supérieure ; au-dessus commence l'œsophage (*œ*) avec ses cils vibratils. La coupe suivante (fig. 17) passe un peu plus bas et intéresse les dents précédentes (*d*) devant lesquelles commence le canal mettant en communication l'orifice buccal et la cavité pharyngienne. Dans la suivante (fig. 18), la coupe passe au niveau même de la bouche et a sectionné les deux grandes dents (d^{I}) de la première paire, dont l'extrémité droite est restée entière, tandis que la gauche se présente sous forme d'un anneau ; le bord chitineux qui réunit ces dents de la première paire aux dents supérieures se projette comme un épaississement sur le bord de la communication du pharynx avec l'œsophage. La fig. 19 nous montre celui-ci entièrement indépendant du pharynx qui présente une grande cavité où l'on voit de part et d'autre les coupes des dents de la première paire et ventralement l'extrémité des deux pièces de la mâchoire inférieure (*mi*). Dans la figure 20, cette dernière mâchoire est coupée horizontalement et montre les deux pièces qui la composent. Le pharynx à ce niveau montre nettement les deux masses musculaires qui le composent ; l'une, ventrale, destinée aux mouvements de la mâchoire inférieure, tandis que l'autre, sous l'œsophage, entoure les grandes dents de la première paire. Dans les fig. 21 et 22, la cavité pharyngienne se réduit, la mâchoire inférieure disparaît, et au-dessus de l'œsophage apparaissent les cellules glandulaires de l'intestin (*i*). La coupe suivante (fig. 23) nous montre cet intestin en coupe, comprimant l'œsophage sur le pharynx, à la base de la première paire de dents. L'œsophage se rétrécit aux coupes suivantes (fig. 24, 25, 26) où le manubrium de la mâchoire supérieure n'est plus représenté que par un simple épaississement chitineux, près du fond du cul-de-sac pharyngien. Enfin, la dernière coupe (fig. 27) nous montre la cavité du corps uniquement remplie par l'intestin (*i*) et les produits génitaux (*ov*).

C'est sur l'appareil maxillaire, que nous venons de voir si variable dans ses proportions et son aspect selon les diverses phases de la vie, qu'a été basée la classification de la famille des Euniciens.

Quoique plusieurs auteurs aient remarqué cette variabilité dans des types que rien d'autre ne pouvait faire distinguer, jusqu'ici personne ne semble s'être douté qu'elle fût normale et constante. Aussi s'est-on toujours contenté de représenter les mâchoires d'une manière très approximative, et en ne dessinant guère que la silhouette, l'*ombre chinoise*, de tout ce système si compliqué, sans indiquer l'âge exact de l'individu que l'on considérait. De là, aussi bien dans la description des diverses espèces que dans les essais de classification, d'étranges erreurs.

Ehlers, par exemple, dans son beau travail classique sur les Annélides (1), décrit soigneusement l'appareil maxillaire d'un grand nombre d'Euniciens et divise la famille en deux groupes (*Eunicea labidognatha* et *E. prionognatha*) d'après deux aspects principaux que prend cet appareil dans l'ensemble des genres. Dans le premier groupe, la mâchoire supérieure se compose de deux branches symétriques qui se rapprochent jusqu'à se confondre dans leur partie inférieure sur la ligne médiane : cette partie est formée de deux pièces postérieures qu'il appelle « supports » (*Träger*). Au-dessus, et reposant sur ces supports, se trouve la « pince » (*Zange*) formée de deux grosses dents aiguës et recourbées ; au-dessus encore se trouvent les « dents » (*Zähn*), pièces solides à bords dentelés qui sont elles-mêmes surmontées par des pièces plus réduites, tantôt en forme de « plaques en scie » (*Sägeplatten*), tantôt en forme de « plaques en rape » (*Reibplatten*). Claparède, qui admet cette nomenclature, compare ces dernières parties aux pièces chitineuses accessoires de la trompe des *Nereis* et les appelle des « paragnathes ». Dans le deuxième groupe (*Prionognatha*), il n'y a plus de *Zange* ni de *Zahn*, mais seulement des séries de denticules à peu près semblables et régulièrement disposées l'une derrière l'autre, qu'Ehlers appelle tout simplement *Kieferzähne*.

Ce que nous avons dit de l'évolution de l'appareil maxillaire d'*Ophryotrocha* montre que cette classification ne peut subsister, sans de profondes modifications, car, dans le jeune âge, notre Annélide serait un Eunicien prionognathe, tandis qu'elle deviendrait labidognathe en vieillissant.

(1) Ehlers, Die Börstenwürmer (*Annelida Chætopoda*). Leipzig, 1864-68, I Bd p. 273 et suiv.

CLAPARÈDE, d'ailleurs, dans son supplément aux Annélides Chætopodes du golfe de Naples (1870, p. 388) a déclaré que EHLERS avait exagéré l'importance de la forme de la mâchoire pour la classification. « Ces deux séries (Labidognates et Prionognates), écrit-il, passent si graduellement l'une à l'autre qu'il est parfois bien difficile de placer telle ou telle forme dans l'une plutôt que dans l'autre ». D'ailleurs, s'il trouve l'emploi de ce caractère impraticable pour l'établissement des coupes naturelles dans la famille des Euniciens, il ajoute qu'il n'est pas davantage applicable à la délimitation des genres, « et j'avoue, dit-il, que le fait me surprend. D'une part, on rencontre des mâchoires assez différentes dans un même genre ; d'autre part, des mâchoires identiques paraissent fréquentes dans des genres différents. C'est là un curieux point de systématique qui devra attirer l'attention des zoologistes ». Comme exemple, il cite l'examen qu'il a fait des mâchoires d'un grand nombre d'individus de *Lumbriconereis impatiens* CLPRD. et raconte qu'il a été surpris des différences qu'elles lui ont offertes : « les dimensions des paragnathes sont sujettes à de fort grandes variations et la pince peut être réduite parfois à une lame flexible extrêmement mince ». De même pour les pièces dentaires (les autres dents qui suivent la pince). « La différence d'individu à individu est bien plus grande, écrit-il encore, que celle qu'on rencontre dans bien des cas d'espèce à espèce. » Au lieu de croire à une différence sexuelle (qui peut cependant exister parallèlement), si CLAPARÈDE avait eu soin de compter les anneaux de son Annélide, il aurait pu se convaincre probablement qu'il n'avait affaire qu'à des individus d'âges différents.

Est-ce à dire que la forme de la mâchoire dans les Euniciens ne peut être employée utilement dans la classification ? non pas, et je crois au contraire que son étude approfondie permettra de définir sûrement les genres et même les tribus, mais on n'y arrivera seulement que par un emploi judicieux de ce caractère, par une étude soignée de la structure des mâchoires et surtout de leur développement. Dans ce cas encore, le principe de FRITZ MUELLER, la répétition de la phylogénie par l'ontogénie, appliqué à ce seul appareil, permettra, par la méthode de superposition des divers stades embryogéniques, d'arriver à une classification naturelle du groupe.

En réalité, le principe de classification proposé par EHLERS se trouve, par les faits précédemment exposés, pleinement justifié, avec cette seule restriction qu'il ne s'applique qu'aux Euniciens adultes. Il sera donc nécessaire maintenant de bien déterminer, quand on étudiera un des types de cette famille, si on a affaire à un jeune ou à un adulte et si la mâchoire est transitoire ou définitive.

Évidemment le type primitif de la mâchoire des Euniciens est encore réalisé, chez l'adulte, dans les *Staurocephalus* et les genres voisins, les Prionognatha de Ehlers qui représentent la souche de tout le groupe ; la mâchoire supérieure est une sorte de radule formée d'une quantité de pièces semblables placées régulièrement en file sans que l'une ait un rôle plus spécialisé que l'autre. Puis, dans les types plus perfectionnés, le nombre des dents diminue ; elles se différencient : les premières deviennent denticulées et solides, tandis que les autres forment des palettes flexibles, fines, à bord pectiné : c'est ce stade qui représente l'*Ophryotrocha* très jeune. Enfin, la première dent prend un développement considérable, refoule et annihile les autres, et l'on arrive ainsi aux appareils si complexes des grands Euniciens, *Eunice*, *Diopatra*, *Onuphis* et de l'*Ophryotrocha* adulte, ensemble auquel sera réservé le nom de Labidognatha proposé par le savant professeur de Göttingue.

Outre son intérêt au point de vue taxonomique en général, l'appareil maxillaire est encore précieux pour la détermination des espèces. Sa description soignée dans les moindres détails permettra, plus que tout autre caractère, une spécification certaine. Tous ceux qui ont étudié les Annélides à ce point de vue savent combien, dans cette classe, les descriptions précises sont difficiles ; la forme, la couleur, les dimensions sont sujettes à tant de variations suivant l'état dans lequel on examine l'animal, vivant ou mort, bien ou mal fixé, que le Naturaliste est trop heureux de rencontrer un organe à formes nettes, définies, de consistance solide et que l'âge ou le sexe peuvent seuls modifier. De plus la valeur de l'espèce, chez les Annélides, est beaucoup plus vague et moins saisissable que chez les Crustacés, par exemple, où la carapace chitineuse permet au descripteur une précision des moindres détails capable de faire saisir les moindres variations du type spécifique. De là viennent ces longues listes de synonymes qui accompagnent chaque nom d'espèce chez les Annélides ; de là aussi la nécessité pour le Zoologiste qui veut identifier l'espèce qu'il a étudié avec les types antérieurement décrits, d'un sens particulier, qu'une longue pratique fait seule acquérir, permettant de juger et d'apprécier à leur valeur réelle les caractères employés par les auteurs.

Comme nous l'avons dit plus haut, l'Annélide qui nous occupe a été découverte à Naples, en 1869, par CLAPARÈDE et METSCHNIKOFF (1) qui la trouvèrent dans le fond d'un aquarium. Le caractère larvaire de l'animal adulte ne leur échappa pas ainsi que l'indique le nom qu'ils lui donnèrent. Ils eurent des individus très jeunes (de cinq segments sétigères) dont ils figurèrent (*loc. cit.*, 2 A et 2 B) l'appareil maxillaire d'une façon assez rudimentaire, mais encore très reconnaissable en ce qui concerne surtout la mâchoire inférieure. L'appareil de l'adulte (fig. 2 D et 2 E), qu'ils figurèrent d'après un type de quatorze segments sétigères (fig. 2 C), montre bien les différences que nous avons signalé plus haut en détail. Tous les autres caractères concordent avec ceux que nous avons décrit de façon à ne laisser aucun doute sur l'identification de l'Annélide de Naples avec celle du Pas-de-Calais.

En 1878, STUDER (2) trouva un Eunicien dans les algues vertes de la zone littorale de l'île Kerguelen ; il l'identifia au genre décrit par CLAPARÈDE et en fit l'espèce *Ophryotrocha Claparedi*. Les quelques détails (malheureusement insuffisants, l'Annélide n'ayant été observée qu'à Kerguelen et les exemplaires ayant été perdus au retour) donnés par STUDER ne suffisent pas à justifier la création d'une nouvelle espèce. L'animal ayant déjà vingt-trois segments sétigères possède encore la mâchoire de la larve (fig. 11) que l'auteur figure et décrit comme formée seulement de sept dents (3) sur chaque branche, les quatre premières présentant des denticules. De plus, les antennes supérieures sont beaucoup plus fortes et la tête n'aurait qu'une couronne de cils vibratils (?) Mais, comme il est possible que toutes les formes décrites jusqu'ici sous le nom

(1) CLAPARÈDE et METSCHNIKOFF, Beiträge zur Kenntniss der Entwickelungsgeschichte der Chætopoden, *Zeits. für wiss. Zool.*, T. XIX, p. 184, 186, Taf. XXIII, fig. 2-2 *i*.

(2) STUDER, Beiträge zur Naturg. Wirbell. Theire de Kergueland, *Archiv. für Naturg.* V. XLIV, p. 119, Pl. v, fig. 11.

(3) Il est infiniment probable que la cinquième, beaucoup plus réduite, lui a échappé, et qu'il y en a bien huit.

d'*Ophryotrocha* ne soient que des types progénétiques, il est supposable que, dans une aire de dispersion aussi vaste, il se produise des phénomènes d'hétérochronie dans l'apparition des produits sexuels. On comprendrait ainsi que, dans l'hémisphère austral, les œufs puissent apparaître dans des individus de plus de vingt segments ayant encore l'armature maxillaire du jeune, alors que dans nos régions ils n'apparaîtraient que lorsque cette armature aurait sa forme définitive. En tout cas, ce seul caractère et le développement plus prononcé des antennes ne suffit pas, chez une Annélide, à justifier la création d'une espèce nouvelle. La présence d'antennes à la face ventrale et du cirre anal médian semble avoir échappé à l'auteur, mais nous avons vu que ces appendices sont très réduits et difficilement visibles. Studer insiste sur l'intérêt que présente cette Annélide qui arrive à la maturité sexuelle sans perdre ses couronnes vibratiles, attributs des stades larvaires dans les autres espèces. La présence à l'île Kerguelen d'une forme si voisine de l'espèce napolitaine lui suggère l'idée que les types embryonnaires et ancestraux ont une aire de dispersion très considérable, les faunes anciennes présentant un ensemble d'autant plus homogène que l'on recule dans l'histoire de la terre.

Cette idée de Studer est encore confirmée par la découverte, en 1879, du même type au Groenland par Levinsen. Mais l'auteur danois crut à la découverte d'un genre nouveau et l'appela *Paractius littoralis* (1). La description très soignée qu'il en donne, et les figures qui l'accompagnent ne laissent aucun doute à cet égard. La présence des quatre antennes, la position des yeux, les deux segments archipodiaux apodes, la forme et le nombre des soies des parapodes, la description des mâchoires (2), la taille, la couleur :

(1) G. N. R. Levinsen, Om to nye Slægter of arctiske Chætopode Annelider, *Videnskab. Meddelser fra im Naturhis. forening i Kjobenharn for Aaren* 1879 *og* 1880, p. 14, Pl I, fig. 7-11.

(2) Levinsen (*loc. cit.*, p. 14, fig. 10) figure la mâchoire d'un type jeune et la décrit ainsi : « E numero maxillarum octo, in utraque serie quatuor posteriores, supra concavæ, infra convexæ sunt, margine exteriore in dentem incurvatum protracto, margine inferiore subtiliter dentato, dentibus alternatim inæqualibus. Maxillæ anteriores quarum infirma minima inter duas superiores hamatas occulta, triangulari rotundatæ, foliiformes, dente majore nullo, margine anteriore ut in ceteris dentato, dentibus autem minoribus ». La mâchoire inférieure semble seule différer légèrement : « Maxillæ inferiores postice divergentes, manubrio angusto, antice in laminam irregulariter triangu-

tout concorde. De plus, LEVINSEN a remarqué, mais sans insister, le mode de renouvellement de la mâchoire supérieure : « In multis individuis, écrit-il, duæ series exteriores maxillarum superiorum ejusdem formæ ac interiores in variis stadiis evolutionis visæ sunt ».

LANGERHANS (1), dans son quatrième article sur les Annélides de Madère, publié en 1884, décrit très brièvement un Eunicien qu'il avait d'abord pris pour une larve avant de trouver une femelle mûre ne mesurant que 0,3 cm. de long, et qu'il appelle *Staurocephalus minimus*. Sa courte description et les quelques figures qu'il donne de la tête et des parties de la mâchoire montrent avec évidence que ce *Staurocephalus* est certainement un *Ophryotrocha* et très probablement l'espèce de CLAPARÈDE : les quelques différences qu'on peut relever dans son texte et ses dessins sont d'ordre trop secondaire pour permettre d'en faire une espèce différente, s'ils laissent quelque légère incertitude sur l'identification.

La même espèce fut encore retrouvée, en juin 1884, sur les côtes anglaises par MAC INTOSH (2) qui la crut nouvelle et la décrivit sous le nom de *Staurocephalus siberti*. L'appareil maxillaire représenté est celui d'un adulte avec la première paire de dents de la mâchoire supérieure fortement développée ; les autres dents sont moins bien figurées ; l'auteur en compte *six*, représentant, dit-il, le système de dents des autres *Staurocephalus*.

En 1886, VIGUIER (3) trouva deux jeunes exemplaires de l'espèce décrite par CLAPARÈDE avec laquelle il les identifia. Il en donna une description et des figures très soignées, mais, comme il n'eut à sa disposition que des types très jeunes, il ne put se rendre compte des variations de l'appareil maxillaire. La figure qu'il en donne est très exacte (fig. 14 *a* et *b*), sauf un léger détail : dans la partie *b* qui

larum dilatato, cujus margo anterior *in dentes quaternas* excisus est ». Mais nous avons vu que ce bord antérieur était sujet à de grands changements dans le cours de l'évolution, et nous ne pouvons voir là une différence suffisante pour distinguer spécifiquement les deux types.

(1) LANGERHANS, Die Wurmfauna von Madeira, IV Beitrage, *Zeits. f. wiss. Zoologie*, T. XV, p. 257, Pl. xv, fig. 16, 1884.

(2) MAC INTOSH, Notes from the St Andrews Marine Laboratory : on a new genus British *Staurocephalus (S. siberti)*. *Ann. and Mag. of Nat. Hist.*, V ser., vol. XVI, p. 482-484, Pl. XIII, fig. 5-8.

(3) VIGUIER, Animaux inférieurs de la baie d'Alger, *Arch. de Zool. Expér.*, 5e sér., T. IV, p. 417-420, Pl. xxv, fig. 11-17.

représente la branche gauche de la mâchoire supérieure on ne compte que *sept* dents, mais il est facile de voir que, comme nous l'avons fait remarquer plus haut, la dernière dent à bord denticulé (la quatrième) se projette sur la cinquième (la première des dents en lamelles) et que l'auteur, trompé par cette apparence, a réuni d'un seul trait le contour des deux dents. La précision de son dessin (1) ne laisse aucun doute à ce sujet. On s'explique aussi le jugement qu'il porte sur les dessins de CLAPARÈDE qu'il trouve fort mauvais, surtout le dernier (2 E) : en effet, c'est celui qui représente l'appareil maxillaire de l'adulte que VIGUIER n'a pas vu et qu'il ne pouvait prévoir si dissemblable de celui du jeune qu'il avait examiné.

En Bretagne, sur la côte de Dinard, DE SAINT-JOSEPH (2) retrouva l'espèce de CLAPARÈDE et METSCHNIKOFF ; d'abord deux embryons qu'il rapporte à l'*Ophryotrocha puerilis* et dont il figure l'appareil maxillaire qui est bien celui du jeune (3). Il la rapproche lui-même, et pour les mouvements de la trompe et pour l'habitat étendu, d'une autre Annélide, qu'il décrit quelques pages plus loin comme nouvelle et qu'il nomme *Paractius mutabilis*, voisine du type de LEVINSEN. Toute la description s'accorde parfaitement avec celles des auteurs. sauf, seulement en apparence, en ce qui concerne l'appareil maxillaire « peut-être le plus compliqué observé jusqu'à présent dans la famille des Euniciens ». La mâchoire inférieure (fig. 108) est toujours la même, mais, d'après DE SAINT-JOSEPH, la mâchoire supérieure présentèrent « trois formes différentes dans les divers exemplaires mûrs ou non que j'ai observé et qui sont, du reste, absolument semblables entre eux sous tous les autres rapports. » Nous avons vu qu'il y avait pourtant une différence d'âge que l'on constate en comptant soigneusement le nombre des segments, mais, comme les phénomènes de remplacement des diverses formes de mâchoires se

(1) Les dessins de M. VIGUIER sont les reproductions rigoureuses des photographies exécutées par lui et dont il a tiré un parti excellent : ses figures, surtout celles représentant les animaux nageant librement, ont un aspect *vivant* qui frappe d'autant plus les naturalistes qui ont examiné des Annélides en aquarium, que d'ordinaire leur représentation est par trop schématisée.

(2) DE SAINT-JOSEPH, Annélides polychætes de la côte de Dinard, *Ann. Scienc. Nat. Zool.*, VII sér., T. V, p 239-240, 246-251. Pl. x, fig. 96-98, 103-112 ; 1888.

(3) Surtout en ce qui concerne la mâchoire inférieure (fig. 97) ; la figure de l'autre mâchoire (fig. 98) « représentée seulement par deux pièces filiformes divergentes, surmontées de trois petites paires de lamelles courtes » est insuffisante.

passent dans un temps très court et que le nombre des segments ne s'augmente pendant cette période que de huit à dix environ (1), la confusion est facile.

La première forme de mâchoire (fig. 109) est celle d'un individu presque adulte et la description concorde dans les moindres détails avec celle que nous avons donnée plus haut ; la deuxième forme, dont la première paire de dents est seule représentée (fig. 111), est celle d'un individu plus jeune, alors que la première paire de dents présente des denticules sur son bord interne (2). Enfin, la troisième est celle que présente la mâchoire d'un individu jeune au moment du remplacement ; là (fig. 112), toutes les dents ont été figurées très exactement et cette figure peut se superposer avec celle de ma Planche III (fig. 12) représentant cette même mâchoire de remplacement au même stade,

En 1890, la même année où GIARD (3) signalait sa présence sur la côte du Boulonnais en la désignant sous son véritable nom, MALAQUIN (4) la retrouvait à marée basse, dans les racines de Laminaires, et l'identifiait à l'espèce de M. DE SAINT-JOSEPH ; lui aussi remarque que l'appareil maxillaire inférieur peut affecter des formes différentes et observe les formes 1 et 2 décrites par le naturaliste de Dinard.

Tout récemment, MONTICELLI (5) a retrouvé à Naples même l'*Ophryotrocha* dans la cavité du corps de *Cucumaria planci* et conclut à l'identification de l'espèce de CLAPARÈDE et METSCHNIKOFF avec celles de STUDER et de LANGERHANS.

(1) L'Annélide dont la mâchoire est figurée dans notre Planche II, fig. 10, et qui est encore celle du jeune, ne comptait que 15 segments, tandis que l'adulte (Pl. III, fig. 14) comptait 23 segments.

(2) Les denticules que l'auteur figure vers la base et vers la partie supérieure proviennent de ce qu'il a dessiné plusieurs paires de dents vues en projection l'une sur l'autre et semblant n'en faire qu'une.

(3) GIARD, Le Laboratoire de Wimereux en 1889, *Bull. Scientif.*, T. XXII, p. 77.

(4) MALAQUIN, Annélides polychætes du Boulonnais, *Rev. biolog. du Nord*, T. II, 1890-91, p. 381.

(5) FR. SAV. MONTICELLI, Notizia preliminare intorno ad alcuni inquilini degli Holothuroidea del golfo di Napoli, *Monitore Zoologico Italiano*. Firenze, III, n° 12, 31 déc. 1892, p. 250.

En résumé, cette étude nous permet d'établir pour ce type si curieux d'Eunicien la synonymie suivante :

Ophryotrocha puerilis Claparède et Metschnikoff.

1869. *Ophryotrocha puerilis* Claparède et Metschnikoff, Beiträge zur Kenntniss der Entwickelungsgeschichte der Chætopoden, Zeits. f. wiss. Zool., T. XIX, p. 184-186, Taf. xiii, fig. 2.

1878. *Ophryotrocha Claparedii* Studer, Beiträge zur Naturg. Wirbelthiere der Kergueland, Archiv. f. Naturgesch. T. XLIV, p. 119, Pl. v, fig. 11.

1880. *Paractius littoralis* Levinsen, Om to nye Slægter of arctiske Chætopoda Anneliden, Vidensk. Middels f. im Naturhis. foren. i Kjobenhavn f. Aarene. 1879 og 1870, p. 11, Pl. i, fig. 7-11.

1884. *Staurocephalus minimus* Langerhans, Die Wurmfauna von Madeira, IV Beitrag, Zeits. f. wiss. Zool., T. XL, p. 257, Pl. xv, fig. 16.

1885. *Staurocephalus siberti* Mac Intosh, Notes from the St-Andrews Marine Laboratory, Ann. and Mag. of Nat. Hist., 5 sér., vol. XVI, p. 482-484, Pl. xiii, fig. 5-8.

1886. *Ophryotrocha puerilis* Clap. et Mecz., Viguier, Animaux inf. de la baie d'Alger, Arch. de Zool. Expér., 2e sér., T. IV, p. 417-420, Pl. xxv, fig. 11-17.

1886. *Paractius littoralis* Levinsen, Marenzeller, Die österreichischen polarstation Jan Mayen, T. III, Zool., Wurmer, p. 21 (1).

1888. *Ophryotrocha puerilis* Clap. et Mecz., de Saint-Joseph, Annélides polychætes des côtes de Dinard, Ann. Sc. Nat., Zool., VII sér., T. V, p. 239-240, Pl. x, fig. 96-98.

1888. *Paractius mutabilis* de Saint-Joseph, id., p. 246-251, Pl. x, fig. 103-112.

1890. *Ophryotrocha puerilis* Clap et Metsch. Giard, le Lab. de Wimereux en 1889, Bull. Scient., T. XXII, p. 77.

1890. *Paractius mutabilis* de Saint-Joseph, Malaquin, Ann. polych. du Boulonnais, Rev. biol. du Nord, T. II, p. 381.

1892. *Ophryotrocha puerilis* Clap. et Mecz., Monticelli, Notiz. prelim. intor. ad alc. inquil. degl. Holothuroidea del golfo di Napoli, Monit. Zool. Italiano, III, p. 250.

1893. *Ophryotrocha puerilis* Clap. et Mecz., J. Bonnier, sur l'appareil maxillaire des Euniciens. Compt. Rend. Acad. Séance du 9 mars.

(1) Je donne cette citation d'après de Saint-Joseph, la publication en question n'existant dans aucune des bibliothèques publiques de Paris, pas même dans celle du Museum!

Habitat. Cette Annélide a une aire de dispersion très considérable : elle a été trouvée au Groënland, à l'île Jan Mayen, en Angleterre (à St-Andrews), dans la Manche (Pas-de Calais et Dinard), dans la Méditerranée (Naples et Alger), à Madère et à l'île Kerguelen.

Nous savons encore peu de choses sur l'éthologie de cette Annélide : le plus souvent on la trouve à la côte vivant dans les algues littorales, au milieu des Ascidies, et des Bryozoaires; d'autres fois, on la recueille dans des pêches pélagiques, mais cependant non loin du rivage ; à Jan Mayen elle a été draguée par 400 mètres de fond et enfin MONTICELLI à Naples la trouvait constamment pendant l'année 1891, à deux ou trois exemplaires, dans la cavité du corps de chaque *Cucumaria planci* qu'il examinait; l'année suivante il ne le retrouvait plus.

Nos renseignements sur le cycle évolutif de l'*Ophryotrocha* ne sont guère plus complets : le mâle est inconnu. Sommes-nous en face d'un fait de néoténie, est-ce une forme adulte qui a conservé le caractère larvaire des couronnes ciliaires, alors que chez les autres Euniciens celles-ci disparaissent avec l'âge? La remarquable évolution de l'appareil maxillaire qui atteint à une complexité bien différente de la simplicité de l'appareil primitif, tel qu'on le retrouve chez les *Staurocephalus* semble confirmer cette hypothèse. Ou bien est-ce un fait de progénèse et n'a-t-on observé que des formes larvaires devenues sexuées avant l'âge adulte sous l'influence d'un facteur que nous ne pouvons encore déterminer. Ce qui pourrait faire pencher vers cette dernière opinion, c'est d'abord la taille si minime pour un représentant d'un groupe auxquels appartiennent des Annélides de taille presque toujours très considérable; et peut-être aussi cette tendance au parasitisme, ou tout au moins au commensalisme, notée à Naples par MONTICELLI. On peut ajouter aussi les différences dans la taille et dans le nombre d'anneaux chez les individus sexués, sur les divers points de leur habitat.

Il est encore impossible de répondre d'une façon définitive à ces questions, et il serait téméraire, vue notre ignorance absolue sur tant de points, de hasarder des hypothèses que nous ne pouvons encore justifier. Nous ne voulons, pour le moment, qu'attirer l'attention des zoologistes sur les phénomènes de renouvellement et de changement de forme qui surviennent dans l'évolution à l'appareil maxillaire des Euniciens et montrer qu'il est impossible, dans l'état actuel de la science, de baser une classification définitive de cette famille sur un appareil encore si mal connu.

Paris, 15 Mars 1893.

EXPLICATION DES PLANCHES.

Les figures ont été dessinées à la chambre claire aux grossissements indiqués et ont toutes été également réduites d'un quart par le procédé de reproduction phototypique.

Lettres communes aux planches I à IV :

b, bouche ;
ph, pharynx ;
cp, cavité pharyngienne en cul-de-sac entre les deux mâchoires ;
ms, mâchoire supérieure ;
d I, *d II*...., *d VIII*, les huit dents de chacune des branches de la mâchoire supérieure ;
d^1, d^2...., d^8, les huit dents de chacune des branches des mâchoires de remplacement;
l, lame chitineuse de soutènement des dents des branches de la mâchoire supérieure ;
l^1, la même lame dans les mâchoires de remplacement ;
mi, mâchoire inférieure ;
œ, œsophage ;
i, intestin ;
r, rectum ;
a, anus.

PLANCHE I.

Fig. 1. — *Ophryotrocha puerilis* Clap. et Metsch ; individu très jeune à cinq segments sétigères, vu par la face dorsale (grossissement 90).

Fig. 2. — Extrémité céphalique d'un individu à quinze segments sétigères, vue par la face dorsale (gross. 240).

an, antenne. — *f*, fossette ciliaire.

Fig. 3. — Extrémité caudale d'un individu à cinq segments sétigères, vue par la face dorsale (gross. 240).

V, cinquième parapode. — *VI*, rudiment du sixième parapode où on distingue déjà l'acicule. — *ca*, cirrhe anal. — *lv*, languette anale ventrale.

Fig. 4. — Coupe longitudinale et médiane (à demi schématique) de l'extrémité antérieure d'un individu adulte, à vingt segments sétigères.

c^1, première couronne de cils vibratils.

Fig. 5. — Parapode d'un individu à dix-neuf segments sétigères, vu par la face ventrale.

cd, cirrhe dorsal rudimentaire. — *cv*, cirrhe ventral rudimentaire. — *ac*, acicule.

Fig. 6. — Soies fortement grossies du parapode précédent.

v, deux soies ventrales vues, l'une de profil, l'autre presque de face. — *d*, soie dorsale vue de profil.

PLANCHE II.

Fig. 7. — Une des deux pièces composant la mâchoire inférieure d'un individu à *cinq* segments sétigères (gross. 585).

Fig. 8. — Appareil maxillaire complet d'un individu à *six* segments sétigères, vu par la face dorsale (gross. 585).

m, manubrium de la mâchoire supérieure.

Fig. 9. — Appareil maxillaire d'un individu à *douze* segments sétigères, vu par la face ventrale (gross. 585).

De chaque côté de la mâchoire supérieure on voit les premiers rudiments des mâchoires de remplacement, dont les seize dents n'ont encore que le bord denticulé chitinisé.

Fig. 10. — Appareil maxillaire d'un individu à *quinze* segments sétigères, vu par la face dorsale (gross. 240).

La mâchoire supérieure interne n'est pas encore disparue et la mâchoire de remplacement est déjà complètement chitinisée. (Voir pour le détail la fig. 12 à la Planche III).

Fig. 11. — Appareil maxillaire d'un individu à *dix-neuf* segments sétigères, vu par la face ventrale (gross. 240).

Les dents de la mâchoire interne, destinée à disparaître, sont sensiblement égales, tandis que celles de la mâchoire de remplacement sont fortement inégales (Voir pour le détail la fig. 13 à la Planche III).

PLANCHE III.

Fig. 12. — Branche gauche de la mâchoire de remplacement de la figure 10 (gross. 585).

Fig. 13. — Extrémité distale de la branche gauche de la mâchoire de remplaceemnt de la figure 11 (gross. 585).

Fig. 14. — Appareil maxillaire d'un individu adulte à *vingt-trois* segments, vu par la face ventrale (gross. 240).

Fig. 15. — Extrémité distale de la branche gauche de la mâchoire supérieure figurée ci-dessus (gross. 585).

Nota. — Pour se rendre compte exactement des changements de dimensions de l'appareil maxillaire, depuis la larve à cinq segments sétigères jusqu'à l'adulte à vingt-trois segments sétigères et plus, le lecteur doit remarquer que le premier (fig. 8) et le second stade (fig. 9), ont été dessinés à un même grossissement (585), ainsi que les détails des trois autres stades (fig. 12, 13, 15), et que les trois derniers stades (fig. 10, 11, 14) ont été figurés en un même grossissement également, mais beaucoup plus faible (240).

PLANCHE IV.

Coupes transversales de l'extrémité antérieure d'un individu adulte. Cette partie du corps de l'animal a été débitée en XXXI coupes, la première intéressant l'extrémité céphalique, et la dernière ayant été pratiquée au niveau où commence l'ovaire.

Fig. 16. — Coupe IX montrant, dans la cavité pharyngienne, l'extrémité distale de la mâchoire supérieure et la partie antérieure de l'œsophage cilié.

Fig. 17. — Coupe XI, avec les dernières dents de la mâchoire supérieure et la partie antérieure de la cavité buccale.

Fig. 18. — Coupe XIV, au niveau de la bouche et de la communication de la cavité du pharynx et de l'œsophage; l'extrémité de la grande dent droite de la mâchoire supérieure est restée entière, tandis que la gauche a été sectionnée.

Fig. 19. — Coupe XXVII, montrant le grand développement de la cavité du pharynx, au niveau de la partie distale de la mâchoire inférieure.

Fig. 20. — Coupe XXVIII, réduction de la cavité du pharynx.

Fig. 21. — Coupe XIX, avec la base de la mâchoire inférieure.

Fig. 22. — Coupe XXI, au niveau du premier parapode.

Fig. 23. — Coupe XXIII, au niveau de la base des grandes dents de la mâchoire supérieure, et du commencement de l'intestin.

Fig. 24. — Coupe XXIV, au niveau du manubrium de la mâchoire supérieure.

Fig. 25. — Coupe XXVI, au niveau de la base du manubrium de la mâchoire supérieure et de l'ouverture de l'œsophage dans l'intestin.

Fig. 26. — Coupe XXVIII, au niveau de la base de l'appareil maxillaire.

Fig. 27. — Coupe XXXI, au niveau du commencement de l'ovaire (troisième segment sétigère).

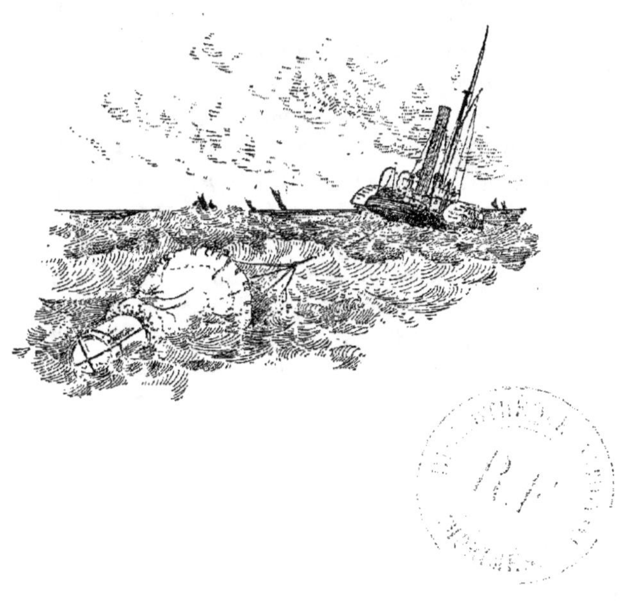

Lille Imp. L. Danel.

Publications de la Station zoologique de WIMEREUX - AMBLETEUSE

SOUS LA DIRECTION DE

Alfred GIARD,

PROFESSEUR A LA SORBONNE.

II.

TRAVAUX DU LABORATOIRE

I. JULES BARROIS, Recherches sur l'embryologie des Bryozoaires, *in-4, 305 pages, 16 planches coloriées et noires* (1877) .... **30** fr.

II. PAUL HALLEZ, Contributions à l'histoire naturelle des Turbellariés, *in-4°, 213 pages, 11 planches* (1879). **30** fr.

III. ROMAIN MONIEZ, Essai monographique sur les Cysticerques, *in-4°, 190 pages, 3 planches* (1880)....... **10** fr.

IV. ROMAIN MONIEZ, Mémoires sur les Cestodes, *in-4°, 238 pages, 12 planches* (1881) .... **20** fr.

V. A. GIARD et J. BONNIER, Contributions à l'Étude des Bopyriens, *in-4°, 272 pages, 10 planches dont 6 coloriées, et 26 fig. dans le texte* (1887)........... **40** fr.

VI. EUGÈNE CANU, Les Copépodes du Boulonnais, *in-4°, 354 pages, 30 planches dont 8 coloriées, et 20 fig. dans le texte* (1892)...................................... **40** fr.

Dépositaires des Publications du Laboratoire de Wimereux-Ambleteuse.

Paris, GEORGES CARRÉ, 3, rue Racine;
— PAUL KLINCKSIECK, 52, rue des Écoles;
Berlin, FRIEDLÄNDER & SOHN, N.-W., 11, Carlstrasse;
Londres, DULAU & Cº, 37, Soho-Square.

Lille Imp. L. Danel.

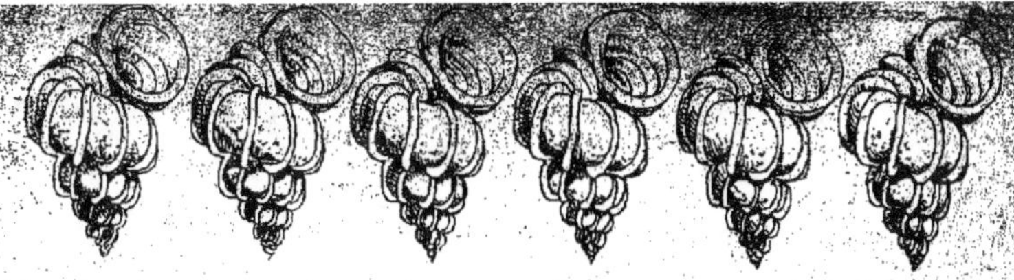

Sommaire du 1er fascicule du Tome XXV :

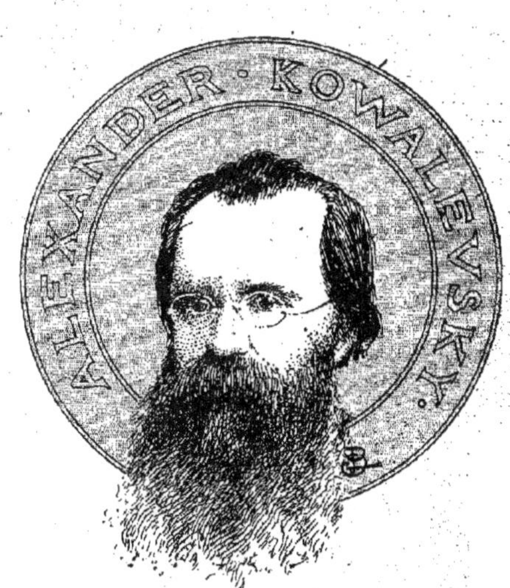

www.ingramcontent.com/pod-product-compliance
Lightning Source LLC
LaVergne TN
LVHW052028170826
845678LV00018B/1059

9782329660172